BEI GRIN MACHT SICH IHR WISSEN BEZAHLT

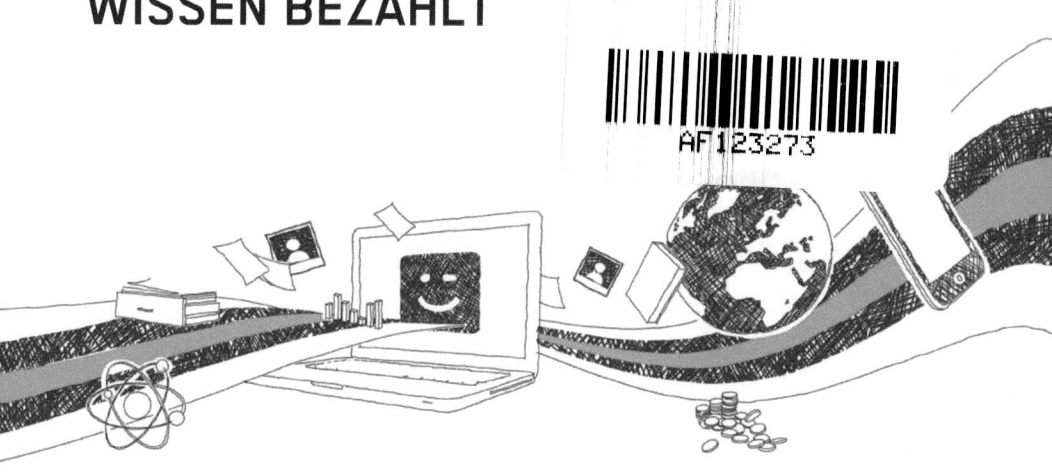

- Wir veröffentlichen Ihre Hausarbeit, Bachelor- und Masterarbeit

- Ihr eigenes eBook und Buch - weltweit in allen wichtigen Shops

- Verdienen Sie an jedem Verkauf

Jetzt bei www.GRIN.com hochladen und kostenlos publizieren

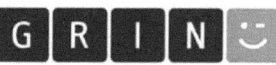

Bibliografische Information der Deutschen Nationalbibliothek:

Die Deutsche Bibliothek verzeichnet diese Publikation in der Deutschen Nationalbibliografie; detaillierte bibliografische Daten sind im Internet über http://dnb.d-nb.de/ abrufbar.

Dieses Werk sowie alle darin enthaltenen einzelnen Beiträge und Abbildungen sind urheberrechtlich geschützt. Jede Verwertung, die nicht ausdrücklich vom Urheberrechtsschutz zugelassen ist, bedarf der vorherigen Zustimmung des Verlages. Das gilt insbesondere für Vervielfältigungen, Bearbeitungen, Übersetzungen, Mikroverfilmungen, Auswertungen durch Datenbanken und für die Einspeicherung und Verarbeitung in elektronische Systeme. Alle Rechte, auch die des auszugsweisen Nachdrucks, der fotomechanischen Wiedergabe (einschließlich Mikrokopie) sowie der Auswertung durch Datenbanken oder ähnliche Einrichtungen, vorbehalten.

Impressum:

Copyright © 2017 GRIN Verlag
Druck und Bindung: Books on Demand GmbH, Norderstedt Germany
ISBN: 9783346074287

Dieses Buch bei GRIN:

https://www.grin.com/document/506075

Helene Schreiber

Health Literacy bei Schwangeren und Wöchnerinnen im Asylverfahren

GRIN Verlag

GRIN - Your knowledge has value

Der GRIN Verlag publiziert seit 1998 wissenschaftliche Arbeiten von Studenten, Hochschullehrern und anderen Akademikern als eBook und gedrucktes Buch. Die Verlagswebsite www.grin.com ist die ideale Plattform zur Veröffentlichung von Hausarbeiten, Abschlussarbeiten, wissenschaftlichen Aufsätzen, Dissertationen und Fachbüchern.

Besuchen Sie uns im Internet:

http://www.grin.com/

http://www.facebook.com/grincom

http://www.twitter.com/grin_com

RUPRECHTS-KARLS-UNIVERSITÄT HEIDELBERG

MEDIZINISCHE FAKULTÄT HEIDELBERG

In Kooperation mit der Akademie für Gesundheitsberufe gGmbH

und dem Ausbildungszentrum des Universitätsklinikums Mannheim GmbH

Bachelorarbeit

Zur Erlangung des akademischen Grades „Bachelor of Science"

Im Studiengang „Interprofessionelle Gesundheitsversorgung"

Health Literacy bei Schwangeren und Wöchnerinnen im Asylverfahren

aus Sicht fünf behandelnder Gynäkologinnen

Helene Schreiber

08.12.2017 in Heidelberg

Abstract

Hintergrund: Das Bundesamt für Migration und Flüchtlinge berichtet von insgesamt 480.737 entgegengenommen und entschieden Erst- und Folgeanträgen im Jahr 2017 durch Asylsuchenden und Flüchtlingen in der Bundesrepublik Deutschland. Diese Situation stellt die bestehenden Strukturen der Gesundheitsversorgung vor große Herausforderungen. Aufgrund der akut bestehenden Versorgungssituation von Menschen im Asylverfahren, wird der Health Literacy, also der Kompetenz gesundheitsrelevante Informationen zu beziehen, zu verstehen und anzuwenden bei Schwangeren und Wöchnerinnen jener Gruppe eine hohe Relevanz eingeräumt. Auf Basis der empirischen Erkenntnisse im europäischen Raum zu Schwangeren und Wöchnerinnen im Asylverfahren, werden Einschätzungen der Health Literacy dieser Population von fünf behandelnden Gynäkologinnen beleuchtet.

Methoden: Eine Literaturrecherche zu Health Literacy jener Population steht im inhaltlichen Zusammenhang mit einer qualitativen Auswertung von fünf Interviews mit Gynäkologen und soll als Ergänzung des Themenkomplexes dienen. Bei der angewandten qualitativen Inhaltsanalyse steht das Modell von Udo Kuckartz im Vordergrund. Hierbei erfolgt eine deduktive Kategorienbildung durch Ableitung der Forschungsfrage und dem theoretischen Bezugsrahmen. Es erfolgt daraufhin eine Subkategorisierung, woraufhin das gesamte Material anhand des aufgestellten Kategoriensystem erneut codiert wird mit einer sich daran anschließenden Auswertung.

Ergebnisse: Der Forschungsbereich zu Health Literacy ist bei Asylsuchenden in Europa unterrepräsentiert. Der qualitativen Inhaltsanalyse wie auch der Literaturrecherche gemeinsam, waren die Beschreibung der Heterogenität jener Population, sowie Barrieren hinsichtlich Sprache, kulturellen Verständnisses und der sozioökonomische Status, welche relevante Herausforderungen im Beziehen, Verstehen und Anwenden gesundheitsrelevanter Informationen darstellen.

Schlussfolgerung und Ausblick: Die Erkenntnis der Heterogenität der Gruppe berücksichtigend, müssen Edukationsmaßnahmen für Gesundheitsempfänger und -versorger geplant, durchgeführt und regelmäßig evaluiert werden. Prävention und Versorgung während und nach der Schwangerschaft müssen der kulturellen und sprachlichen Diversität angepasst werden und jenen Frauen Zugang zu und Angebote der Informationsbeschaffung bieten.

Abkürzungsverzeichnis

HL	Health Literacy
WHO	World Health Organization
z.B.	zum Beispiel
etc.	et cetera
Nr.	Nummer
Abb.	Abbildung
Bamf	Bundesministerium für Migration und Flüchtlinge
KiGGS	Studie zur Gesundheit von Kindern und Jugendlichen in Deutschland
EU	Europäische Union
GER	Deutschland
AsylbLG	Asylbewerberleistungsgesetz
SGB	Sozialgesetzbuch
Gyn	Gynäkologe/ Gynäkologin
I	Interviewer/ Interviewerin
PHV	Patrick-Henry-Village
CTG	Kardiotokographie

Inhaltsverzeichnis

Abstract 2

Abkürzungsverzeichnis 3

1. EINLEITUNG 6
   1.1 Hintergrund 6
   1.2 Definition und Konzept 7
   1.3 Einflussfaktoren 8
   1.4 HL in Deutschland und Europa 9
   1.5 Bedeutung bei Migranten 10
   1.6 Relevanz der maternalen HL 11
   1.7 Herausforderungen 12
   1.8 Mutterschaftsrichtlinien 13
   1.9 Ziel 14
   1.10 Forschungsfrage 14
2. METHODEN 14
   2.1 Sampling und Datenerhebung im Rahmen der SALOMO-Studie 14
   2.2 Inhaltlich strukturierte Inhaltsanalyse nach Udo Kuckartz 15
   2.3 Ethik 16
3. ERGEBNISSE 17
   3.1 Individuelle Herausforderungen: 17
   3.2 Systemische Herausforderungen: 20
   3.3 Gesundheit, Prävention, Gesundheitsförderung 21
   3.4 Ethische Aspekte 22
   3.5 Schlussfolgerung 22
4. DISKUSSION 23
5. Limitationen 27
6. Ausblick 27
7. Literaturverzeichnis 29

1. EINLEITUNG

Die Beschaffung gesundheitsbezogener Informationen hängt neben dem Verständnis über Gesundheit und Krankheit, auch vom Wissen bezüglich der Gesundheitsversorgung und der ökonomischen Möglichkeiten ab [1]. Analphabetismus, kulturelle Verständnisse, Religion, große Distanzen zu medizinischen Einrichtungen, fehlende finanzielle Ressourcen und der benachteiligte Status der Frau gegenüber dem Mann sind Gründe einer minderen oder Nichtinanspruchnahme medizinischer Leistungen [2]. Menschen, die aus ihrem Heimatland aus unterschiedlichen Gründen migrieren oder flüchten, sind dem Risiko ausgesetzt, traumatische Erlebnisse, die sich auf die psychische und physische Gesundheit auswirken, zu erleben [3]. Innerhalb dieser vulnerablen Gruppe, sind Schwangere als hochvulnerable Gruppe zu betrachten, da diese biologischen und psychosozialen Stressoren ausgesetzt werden, welche sich pathologisch auf maternale und neonatale Gesundheit auswirken und Frühgeburten oder Wachstumsretardierungen zur Folge haben können [2, 4].

Das Bundesamt für Migration und Flüchtlinge (BAMF) berichtet von einer besonders hohen Zuwanderung durch Schutzsuchende vor Krieg und Verfolgung oder vor einer als hoffnungslos empfundenen wirtschaftlichen Situation, in den Jahren 2015/16. 2015 wurden doppelt so viele Asylanträge im Vergleich zum Vorjahr 2014 registriert, nämlich 476.649 Erst- und Folgeanträge. Diese Situation stellt die bestehenden Strukturen der Gesundheitsversorgung vor große Herausforderungen. Mit den Zuwanderungen bildet sich eine neue, vulnerable Bevölkerungsgruppe. In diesem Rahmen nimmt die Kompetenz Schwangerer und Wöchnerinnen im Asylverfahren, gesundheitsrelevante Informationen und Leistungen zu beziehen, eine hohe Relevanz ein. Eine empirische Analyse der Gesundheitskompetenz, schwangerer Asylsuchenden und Wöchnerinnen ist also von großer Bedeutung der in dieser Arbeit nachgegangen werden soll.

Die vorliegende Arbeit lehnt thematisch an die longitudinale Mixed-Methods-Studie (SALOMO – Studie) an, welche aktuell in der Abteilung für Allgemeinmedizin und Versorgungsforschung des Universitätsklinikums Heidelberg durchgeführt wird.

1.1 Hintergrund

Der international gebräuchliche Begriff Health Literacy (HL) findet sich im deutschen Sprachgebrauch als „Gesundheitskompetenz" wieder. Beide Begriffe werden in dieser Arbeit synonym verwendet. Die wörtliche Übersetzung, nämlich gesundheitliche Literalität-, oder Gesundheitsbildung, verknüpft den Begriff eng mit grundlegenden Fähigkeiten der Lese- und Schreibfähigkeit.

1.2 Definition und Konzept

HL ist ein multidimensionales Konzept [5], bestehend aus verschiedenen Komponenten. Ein vielfach publiziertes Modell ist das von Nutbeam. Dieser teilt HL in drei Ebenen auf [5]. Die funktionale meint grundlegende Kompetenzen, wie Lesen, Schreiben und Verstehen, um überhaupt als Patient agieren zu können. Die interaktive Ebene setzt eine Kommunikationsfähigkeit und -fertigkeit mit dem sozialen Umfeld zur Informationsbeschaffung voraus. Die kritische Ebene, die als höchste Ebene gilt, meint die kritische Auseinandersetzung gesundheitsbezogener Informationen. Aufgrund der Vielzahl an Definitionen und Konzepten von HL, führten Sorensen und Kollegen hierzu ein systematisches Review durch (2012). Sie kamen zu dem Ergebnis, dass sich viele Definitionen und Konzepte entweder auf individuelle Fähigkeiten fokussieren, andere sehr an systemischen und einige sich als empirisch nicht valide genug auszeichneten [5]. Basierend auf dem Drei-Ebenen-Modell von Nutbeam, mit dem Ziel aus der individuellen Perspektive die Public Health Ebene zu erreichen, erarbeitete Sorensen ein Modell von HL, um eine umfassende, in der Wissenschaft integrierende Konzeption von HL zu ermöglichen. Die *funktionale* HL meint fundamentale Fähig- und Fertigkeiten eines Individuums, gesundheitsbezogene Informationen und Instruktionen zu beziehen, verstehen, bewerten und anzuwenden um als Patient agieren zu können. Dies beeinflusst Wissen, Motivation und Kompetenzen eines Menschen, Informationen eigenständig zu beziehen, zu verstehen, zu bewerten und anzuwenden. Sie setzt interaktive Fähig- und Fertigkeiten voraus. Hier werden Entscheidungen im alltäglichen Leben bezüglich Krankheitsprävention und der Gesundheitsförderung getroffen. Vier Dimensionen werden jeweils zu Gesundheit, (Krankheits)prävention und Gesundheitsförderung beschrieben.

Fähig- und Fertigkeiten ermöglichen es bezüglich der eigenen *Gesundheit* gesundheitsrelevante Informationen zu beziehen, diese zu verstehen, zu interpretieren und zu evaluieren, um fundierte Entscheidungen zu treffen.

Jene vier Dimensionen beziehen sich in der *Prävention* auf Fähig- und Fertigkeiten, bezüglich der Risikofaktoren.

Innerhalb der *Gesundheitsförderung* beziehen sich diese auf Fähig- und Fertigkeiten, auf dem neusten Stand der Informationen hinsichtlich der beeinflussenden Determinanten der Gesundheit zu sein.

Das Individuum und Angebote der Gesundheitsleistungen stehen in Wechselwirkung miteinander. Ziel auf systemischer Ebene ist das sogenannte *empowerment*, oder die Bevollmächtigung des Einzelnen. Das Individuum soll größtmögliche Autonomie in Erhaltung und Förderung der eigenen Gesundheit erhalten. Die HL einer Bevölkerung ist nicht nur von individuellen Voraussetzungen und erworbenen Kompetenzen abhängig, sondern hängt wesentlich von der Verfügbarkeit bereitgestellter Informationen und deren fachlichen Qualität ab. Die HL resultiert somit aus gelungener Aneignung auf der Basis individueller und systembedingter Leistungen [6].

Sorensen definiert HL als „kognitive und soziale Fähig- und Fertigkeiten eines Menschen, welche Wissen und Motivation beeinflusst, Informationen bezüglich der eigenen Gesundheit zu finden, zu verstehen, zu beurteilen und anzuwenden, um im Alltag in gesundheitsrelevanten Bereichen, Entscheidungen in Prävention und Gesundheitsförderung treffen zu können" [5].

Aus Sicht von Public Health, stellt sich in HL der Grad dar, indem eine Bevölkerungsgruppe über Fertig- und Fähigkeiten verfügt, vernünftige Entscheidungen bezüglich der Gesundheit für das alltägliche Leben, zu Hause, wie auf politischer Ebene zu treffen, die dem Menschen und der Gemeinschaft zugutekommen. Individuen mit einer adäquaten HL, sind fähig in einen offenen Dialog mit dem sozialen Umfeld hinsichtlich kultureller Überzeugungen, Gesundheit, Prävention, etc. einzutreten [5, 7].

1.3 Einflussfaktoren

Auf individueller Ebene beeinflussen Alter, Geschlecht, Ethnie, sozioökonomischer Status, Bildung, Beruf, Einkommen und Literacy die Gesundheitskompetenz. Auf systemischer Ebene assoziieren demographische Situation, Kultur, Sprache, politische Situation, und umweltbedingte Determinanten mit dem Grad der Gesundheitskompetenz [5]. Situative Determinanten wie Mediengebrauch, soziale- und familiäre Unterstützung sind ebenso Einflussfaktoren. Ebenso wird sie von äußeren Bedingungen, wie dem Sozialisationsprozess oder dem Gesundheitssystem beeinflusst [5]. Insgesamt beeinflusst die HL das gesundheitsbezogene Verhalten und den Gebrauch gesundheitsbezogener

Leistungen. Das Ergebnis beeinflusst sowohl die gesundheitsbezogenen Outcomes, als auch die entstehenden Kosten für das Gesundheitssystem [5].

1.4 HL in Deutschland und Europa

Eine empirische, möglichst repräsentative Datenerfassung zu HL in Europa erfolgte durch Sorensen und Kollegen (2015). Diese versuchten im Rahmen einer Querschnittsstudie des European HL Surveys (HLS-EU) die HL-Prävalenz der Bevölkerung empirisch zu beleuchten [8]. Die Datenerhebung erfolgte mittels computergestützter Interviews (47 Items), wie auch in Erfassung soziodemographischer Daten. Hierbei wurden acht europäische Länder inkludiert (n=7795), wobei sich Deutschland nur mit dem Bundesland Nordrhein-Westfalen (n=1045) beteiligte. Dies zeigt das zurückhaltende Auftreten Deutschlands in Bezug zum Forschungsfeld von HL. Zwar liegen bereits empirische Daten der Literacy Fähigkeiten der Bevölkerung vor, jedoch befindet sich die Forschung der gesundheitsbezogenen Literacy noch am Anfang. Die HL unterschied sich unter den Ländern. Hierbei hatten Subgruppen, welche einen niedrigen sozialen Status, eine finanzielle Deprivation, einen niedrigen Bildungsgrad oder Hochbetagte ein höheres Risiko für eine problematische HL.

Neben der durchgeführten Studie zur Beschreibung der Verteilung von Gesundheitskompetenz in der Erwachsenenbevölkerung Deutschlands „Gesundheit in Deutschland aktuell" (GEDA), fördert das Bundesministerium der Justiz und Verbraucherschutz (BMJV) an der Universität Bielefeld die Datenerhebung zur Gesundheitskompetenz der deutschen Bevölkerung mit dem Ziel, die für Deutschland bestehende Datenlücke zu schließen [9]. Daten spielen eine zentrale Rolle, um vor allem Bedarfe aufzudecken und diese mittels adäquater Ansätze/ Methoden und Verbesserungen abdecken zu können. Mithilfe einer Querschnittsstudie erfolgte erstmals eine repräsentative Erhebung zur Prävalenz von HL in Deutschland. Hierbei wurde methodisch an den international vielfach erprobten Fragebogen HLS-EU-Q47 angelehnt, womit eine direkte Einordnung deutscher Daten im europäischen Kontext möglich ist. Diese wurden um soziodemographische Determinanten ergänzt (Alter, Bildungsniveau, Versichertenstatus, Sozialstatus, Migrationshintergrund, funktionale HL). Erkennbar in der Studie ist, dass sich insgesamt mehr als die Hälfte der Teilnehmer vor der Herausforderung sieht, gesundheitsrelevante Informationen zu finden, zu verstehen, einzuordnen sowie zu nutzen und einzuschätzen.

Das in der deutschen Studie gemessene HL-Niveau fällt im Vergleich zur europäischen Studie deutlich schlechter aus. Ein problematisches oder inadäquates HL-Niveau fällt bei mehr als 50% der Teilnehmer auf. Der Wert verschlechterte sich in der deutschen Studie um acht Prozent im Vergleich zu Nordrhein-Westfalen [9].

Des Weiteren weist die Studie auf soziale Ungleichheiten zwischen den Bevölkerungsgruppen hin. Ein mangelndes HL-Niveau weisen Menschen mit Migrationshintergrund, niedrigem Bildungsniveau, chronischer Krankheit, höherem Lebensalter und niedrigem Sozialstatus auf. Solche werden als vulnerable Gruppen bezeichnet.

1.5 Bedeutung bei Migranten

Der Begriff „Migrationshintergrund" subsumiert sowohl Personen mit eigener Migrationserfahrung als auch Nachkommen von Zugewanderten [10]. Mit der hohen Anzahl an Zuwanderungen in Deutschland seit 2015 [11] steigt die ethnische Diversität. Studien belegen den Migrantenstatus als Risikofaktor für eine adäquate HL [9, 16]. Eine schlechte HL resultiert in schlechten gesundheitlichen Outcomes und steigert die Kosten für das Gesundheitssystem, aufgrund einer folglich, weniger gesunden Bevölkerung [5]. Durch eine verminderte Nutzung an Primärversorgung durch den Hausarzt bleiben Bedarfe unentdeckt und es kommt zur häufigeren, tertiären Versorgung (Hospitalisierung). Wie in der Studie HLS-GER ersichtlich, wird Menschen mit Migrationshintergrund eine besonders große Schwierigkeit im Umgang mit gesundheitsbezogenen Informationen zugeschrieben. Ursachen seien demnach häufig Sprachbarrieren, fehlende Kenntnisse über das Gesundheitssystem in Deutschland oder ein niedriges Bildungsniveau [9]. In der Gesamtstichprobe (n=1946) wurde das HL-Niveau nach Migrationshintergrund, Bildungsstatus und chronischer Erkrankung gemessen. Auffallend ist ein hohes inadäquates HL-Niveau bei Menschen mit Migrationshintergrund (6,2% häufiger als bei Menschen ohne Migrationshintergrund). Zudem ist ein „Altersgefälle" erkennbar. Dies zeigt sich anhand des Anstiegs des inadäquaten Niveaus von der jüngsten bis zur ältesten Altersgruppe um 8,4%. Somit stehen soziodemographische Faktoren wie Alter, Bildungsstand, Migrationshintergrund und Sozialstatus mit dem HL-Niveau im Zusammenhang. Ebenso in der HLS-GER Studie belegt war die schlechte Nutzung primär- und sekundärpräventiver Maßnahmen durch Migranten und Migrantinnen [9]. Das läge vor allem an sprachlichen und kulturellen Hürden.

Studien aus Einwanderungsländern wie den USA, Niederlanden oder Kanada weisen auf Unterschiede in der Versorgung zwischen Migrantinnen und nicht Migrantinnen hin [12]. Durchgeführte Untersuchungen in Skandinavien [1] und Großbritannien [13] zeigen, dass sich die mit Migration und/ oder Zugehörigkeit einer ethnischen Minderheit verbundenen ungünstigen sozioökonomischen Umstände deutlich steigern. Hierzu werden Mängel in der geburtshilflichen Betreuung, Kommunikationsstörungen, etc. das Risiko einer perinatalen Mortalität, die Frühgeburtenrate oder operative Entbindungen gezählt [1, 13, 14]. Insgesamt liegen in Deutschland wenige, aktuelle Studien zum Einfluss des Migrationshintergrunds auf geburtshilfliche Outcomes vor. Erste Studien zu geburtshilflichen Aspekten in Deutschland wurden auf Grundlage der in den 1970er Jahre durchgeführten, Perinataldatenerhebungen erhoben. Bei älteren, durchgeführten Studien in Deutschland handelt es sich meist um Frauen mit eigener Migrationserfahrung. Heute ist festzuhalten, dass sich das Migrationsgeschehen im Laufe der Jahrzehnte deutlich verändert hat [15]. Sowohl die ethnische Zusammensetzung, als auch die Aufenthaltsdauer und der damit möglicherweise verbundene Akkulturationsgrad haben an Diversität zugenommen [15]. Perinataldaten zeigten, dass Qualitätsparameter der maternalen und neonatalen Mortalität zwischen türkischen Migrantinnen und Frauen ohne Migrationshintergrund inzwischen sehr ähnlich sind [15]. Die Berliner Perinatalstudie [15] verzeichnete einen soziodemographischen Gradienten zwischen Migrantinnen und Frauen ohne Migrationshintergrund. Ein ähnliches Inanspruchnahmeverhalten der Vorsorgeuntersuchungen während der Schwangerschaft war zu verzeichnen. Ebenso zeigte der Zeitpunkt der ersten Schwangerschaftsvorsorgeuntersuchung im Vergleich zu den ersten Perinataldaten keine wesentlichen Unterschiede mehr. Bei Migrantinnen mit geringen Deutschkenntnissen und unsicherem Aufenthaltsstatus zeichnete sich das Risiko einer Unterversorgung der gynäkologischen Vorsorge durch eine viel geringere medizinische Inanspruchnahme ab [15]. Barrieren erschweren hier oft den Zugang, die an anderer Stelle dieser Arbeit genauer betrachtet werden. Weiter zeigte die Studie auf, dass Frauen ohne Migrationshintergrund Geburtsvorbereitungskurse und die Vor- und Nachsorge durch Hebammen deutlich häufiger nutzen, als vor allem Frauen mit Migrationserfahrung.

1.6 Relevanz der maternalen HL

Eine adäquate HL ist mit bewusstem, präventivem und gesundheitsförderlichem Verhalten wie gesunde Ernährung, Substitution von Folsäure, Alkohol- und Tabakabstinenz,

Teilnahme an Vorsorgeuntersuchungen und komplettem Impfstatus assoziiert [16]. Neben dem Alter und dem sozioökonomischem Status, hängt das Verhalten auch mit dem Migrationsstatus zusammen. So zeigen die gewonnenen Ergebnisse der KiGGs Studie (Studie zur Gesundheit von Kindern und Jugendlichen in Deutschland) auf Basis von Selbsteinschätzungen der Befragten, dass Schwangere mit niedrigem Sozialstatus und sehr junge Mütter (<19 Jahre) rauchten und ein vermindertes Stillverhalten aufwiesen [16, 17].

Studien untersuchten den Zusammenhang der maternalen HL auf das neonatale Outcome [4, 18], beispielsweise in einer intrauterinen Wachstumsretardierung bei mangelnder HL [19]. Eine problematische HL resultiert in schlechten maternalen und neonatalen Outcomes. Frauen mit einer adäquaten HL tendieren dazu, gesundheitsrelevante Informationen zu beziehen. Eine Assoziation von HL wurde hinsichtlich des geburtshilflichen Wissens festgestellt [4]. Diese zeigte Auswirkungen auf das Verhalten der Frauen hinsichtlich der präventiven Einnahme von Vitaminpräparaten und des postnatalen Stillens gezeigt [20]. Wenn eine ungenügende HL mit schlechten, gesundheitlichen Outcomes [4] sowie einer geringeren Nutzung medizinischer Einrichtungen assoziiert ist, besteht folglich die Gefahr, dass Schwangerschaftsrisiken, wie vaginale Blutungen, Kopfschmerzen mit gestörtem Sehempfinden oder Unterbauchschmerzen, missverstanden oder gar verschwiegen werden. Die Kompetenz Schwangerer, die für sie relevanten Informationen zu beziehen, verstehen und anzuwenden nimmt hier also eine hohe Relevanz ein.

1.7 Herausforderungen

Robertshaw und Kollegen untersuchten 2015 in einem systematischen Review Faktoren, welche die Tätigkeit der Gesundheitsberufe im Umgang mit Asylsuchenden beeinflussten [21]. Sprachbarrieren, einschließlich des medizinischen Fachjargons, [21–23] werden in Studien als deutliche Herausforderung im Umgang mit Flüchtlingen und Asylsuchenden, innerhalb medizinischer Behandlungen, beschrieben. Im Zusammenhang mit einer problematischen HL resultiert dies in einer schlechten Versorgungsqualität und Risiken hinsichtlich der Patientensicherheit [5]. Insgesamt zeigt die Berliner Perinatalstudie Risiken einer möglichen Unterversorgung in der Schwangerschaft neu zugewanderter Frauen, welche über nur geringe oder keine Deutschkenntnisse verfügen [15]. Dolmetscher, vor allem solche, die die Fachsprache beherrschten, stellten in verschiedenen Studien demnach eine große Hilfe dar [21]. Dies beanspruche jedoch zeitliche und finanzielle Ressourcen. Bei Unerreichbarkeit qualifizierter Übersetzer, bestand die Gefahr einer inkorrekten Übersetzung durch z.B. Familienangehörige. Aus der Public Health Perspektive stellen Kommunikationsprobleme ernsthafte Limitationen bezüglich des Zugangs zum Gesundheitssystem und gesundheitsrelevanten Informationen dar. Ethnische Gruppen unterscheiden sich in ihrem Erleben von Gesundheit und Krankheit, in der Symptomdarstellung, in ihren Annahmen über die Ursachen von Erkrankungen und in der Erfahrung von Schmerz und wie sie diesen Schmerz kommunizieren [22]. Ebenso zu berücksichtigen sind Erwartungen gegenüber Ärzten, Helfern und Therapeuten und in Bezug auf die Behandlung, welche sie erhoffen. Medizinisch-naturwissenschaftliche Konzepte können neben traditionellen und religiösen Sichtweisen diese Erwartungshaltung beeinflussen. Im kulturellen Verständnis entstehen Differenzen in Entscheidungsfindung, Geschlechterrollen, sozialer Tabuisierung [22] und zeitlichen Orientierungen [21]. Eine vollumfassende, körperliche Untersuchung kann aufgrund genannter Probleme oftmals nicht durchgeführt werden. Asylsuchende und Flüchtlinge sind aufgrund ihres sozioökonomischen Status anfälliger für Risikofaktoren und somatische Erkrankungen [24]. Aufgrund gesetzlicher Regelungen zeigen sich bestimmte Therapieverfahren oft als nicht durchführbar. Gesundheitsversorger berichteten über Konflikte, als Anwalt für Patienten dieser Population zu fungieren und andererseits die sich ständig ändernden, gesetzlichen Regelungen zu befolgen [21].

1.8 Mutterschaftsrichtlinien

Die Schwangerenvorsorge gehört zum Leistungskatalog der gesetzlichen Krankenversorgung [25]. Mutterschaftsrichtlinien legen die von den Gynäkologen und Gynäkologinnen durchzuführenden Leistungen in zeitlicher Abfolge fest. Ziel der Schwangerenvorsorge ist, Risikofaktoren frühzeitig zu erkennen, eine bestmögliche Versorgung von Schwangeren und Risikoschwangeren zu ermöglichen und die maternale und neonatale Morbidität zu senken. Die Dokumentation über den Schwangerschaftsverlauf erfolgt über den Mutterpass. Die Schwangerenversorgung ist durch eine regelmäßige Vorsorge und eine fortschreitende Ausweitung pränatal diagnostischer Maßnahmen gekennzeichnet. Demnach ist die Untersuchung des Gewichts und des Blutdrucks alle vier Wochen durchzuführen. Drei Ultraschalluntersuchungen werden von der gesetzlichen Krankenversicherung finanziell übernommen und werden in folgenden Schwangerschaftswochen (SSW) angeboten:

- 8+0 bis 11+6 SSW (1. Screening)

- 18+0 bis 21+6 SSW (2. Screening)
- 28+0 bis 31+6 SSW (3. Screening)

Eine weiter Vorsorgemaßnahme, ist das CTG (Kardiotokographie) ab der 27. SSW [26].

Nach Paragraph 4 und 6 des Asylbewerberleistungsgesetztes (AsylbLG) erhalten Geflüchtete und Asylsuchende nur eingeschränkten Zugang zur Gesundheitsversorgung in den ersten 15 Monaten nach Stellung des Asylantrags [27]. Von den Einschränkungen ausgenommen sind Impfungen und medizinische Versorgung von akuten Schmerzzuständen, Schwangerenvorsorge und Wöchnerinnenperiode. Schwangeren und Wöchnerinnen wird eine umfassende Hilfe während der Schwangerschaft sowie bei und nach der Geburt zuteil. Der Leistungsumfang orientiert sich an sozialrechtlichen Maßstäben, also entsprechend der Vorgaben der gesetzlichen Krankenversicherung. Folgende Leistungen kommen in Betracht [28]:

Die ärztliche Behandlung und Betreuung sowie Hebammenhilfe (§50 Nr. 1 SGB XII, §§ 24c Nr. 1, 24d SGB V)

Die Versorgung mit Arznei-, Verband- und Heilmitteln (vgl. §50 Nr. 2 SGB XII)

Die ambulante oder stationäre Entbindung, im letzteren Fall einschließlich Unterkunft, Pflege und Verpflegung (vgl.§50 Nr. 3 SGB XII)

1.9 Ziel

Ziel dieser Arbeit ist es, einen Überblick zur Health Literacy/ Gesundheitskompetenz der asylsuchenden Schwangeren und Wöchnerinnen aus der Sicht fünf behandelnder Gynäkologinnen zu gewinnen. Darüber hinaus soll untersucht werden, welchen Herausforderungen den Gynäkologinnen in der Behandlung beggegnen.

1.10 Forschungsfrage

Wie schätzen die behandelnden Gynäkologinnen die Health Literacy bei Schwangeren und Wöchnerinnen im Asylverfahren ein?

2. METHODEN

2.1 Sampling und Datenerhebung im Rahmen der SALOMO-Studie

Es wurden insgesamt 63 Gynäkologen und Gynäkologinnen aus dem Rhein-Neckar-Kreis kontaktiert, davon neun per Telefonat nachverfolgt. Fünf Gynäkologinnen erklärten ihre Bereitschaft zur Studienteilnahme. Als Grund für eine Nicht-Teilnahme wurde oft der Zeitmangel genannt. Die Altersspanne der Teilnehmerinnen betrug 41 bis 62 Jahre (Altersdurchschnitt: 51 Jahre). Diese betreuten pro Woche im Durchschnitt sechs bis sieben Schwangere und ein bis zwei Wöchnerinnen im Asylverfahren. Alle Teilnehmerinnen gaben an, neben der deutschen Sprache, die englische zu beherrschen.

Anhand von semi-strukturierten Interviewleitfäden wurde ein persönliches Gespräch in der Praxis der Gynäkologinnen geführt. Die Aufnahme der Interviews erfolgte mittels Diktiergeräten, welche anschließend transkribiert wurden. Alle fünf Transkripte wurden zur Bearbeitung für diese Arbeit zur Verfügung gestellt.

2.2 Inhaltlich strukturierte Inhaltsanalyse nach Udo Kuckartz

Die gesammelten Daten wurden anhand der inhaltlich strukturierenden qualitativen Inhaltsanalyse nach Udo Kuckartz ausgewertet. Der Charakter dieser inhaltlich, strukturierten Vorgehensweise liegt in der Identifikation der aus dem Textmaterial gewählten inhaltlichen Aspekte, welche hinsichtlich entsprechender Aussagen zu den Themen der Interviews beschrieben sind. Diese Form der Auswertung lässt sich folgendermaßen in einem Vorgehensablauf darstellen [29]:

In einer ersten Sichtung der Transkripte wurde der Text sequenziell gelesen und relevante Textstellen durch Markierungen hervorgehoben um erste thematische Kategorien zu bilden. Anschließend wurden thematische Hauptkategorien formiert. Daraufhin wurden die mit der gleichen Hauptkategorie kodierten Textstellen in einer Tabelle zusammengestellt. Für die an der Forschungsfrage orientierten Kategorienfindung wurden die Begriffe: individuelle und systemische Herausforderung gewählt. Weiter wurden alle mit der gleichen Hauptkategorie codierten Textstellen, zusammengestellt und eine deduktive Bestimmung von Subkategorien durchgeführt. Zum Schluss erfolgte die Codierung des kompletten Materials mit dem ausdifferenzierten Kategoriensystem. Passagen, die für die Forschungsfrage nicht relevant waren, wurden nicht beachtet.

Folgendes Kategorienkonstrukt wurde gebildet:

Hauptkategorien	Subkategorien
Individuelle Herausforderungen	- Bildungsstand
	- Vorwissen
	- Kompetenz

	- Motivation
Systemische Herausforderungen	- Kommunikation
	-kulturelles Verständnis
	- sozioökonomische Faktoren

2.3 Ethik

Die Studie wurde in Übereinstimmung mit der Deklaration von Helsinki durchgeführt. Eine Genehmigung dieser Studie wurde durch die Ethikkommission der Medizinischen Fakultät Heidelberg (S-688/ 2015) erteilt. Es erfolgte eine ausführliche Informierung aller Studienteilnehmer und -teilnehmerinnen über Ziel, Methoden und Absicht der Studie. Der Datenschutz, die Pseudonymisierung und die vertrauliche Behandlung der Daten innerhalb der an der Studie teilnehmenden, wissenschaftlichen Mitarbeiter wurden versichert. Die Einwilligungserklärung aller Teilnehmer und Teilnehmerinnen wurde eingeholt.

3. ERGEBNISSE

Die Ergebnisse zeigten einen großen Umfang dessen, was die fünf Gynäkologinnen in der prä- und postnatalen Versorgung mit Schwangeren und Wöchnerinnen im Asylverfahren, bezüglich der HL und den damit verbundenen Herausforderungen erlebt haben. Dadurch, dass die perinatale Versorgung grundsätzlich in Kliniken gewährleistet wird, wird dieser Bereich hier ausgeklammert. Im Interview wurden Aspekte angesprochen, welche die allgemeine Erfahrungen in der Versorgung mit Asylsuchenden und Wöchnerinnen sind. Diese wurden von allen Gynäkologen teilweise identisch, teilweise unterschiedlich beantwortet.

3.1 Individuelle Herausforderungen:

Kompetenz: In der Wahrnehmung von Vorsorgeuntersuchungen wird teilweise berichtet, dass asylsuchende Frauen grundsätzlich unzuverlässig sind und teilweise, dass kein deutlicher Unterschied zur Allgemeinbevölkerung festzustellen ist. Die von allen Ärztinnen erlebte, allgemeine spätere Aufsuche der ersten Schwangerenvorsorge sei bei den asylsuchenden Schwangeren erkennbar. Als Ursache hierfür werden die Flucht und die damit verbundenen, mentalen Zustände beschrieben.

„(…) ich denke die haben andere Probleme (…) abgesehen von dem was jetzt Standard ist was ich ihnen erzähl kommen da oft wenig Fragen weil es wahrscheinlich einfach dringlichere Probleme gibt als jetzt bis ins Detail Bescheid zu wissen (…)" (Gyn4_9-24)

Zwei der fünf Gynäkologinnen berichteten, dass die Frequenz von gesundheitsbezogenen Fragen nicht anders sei als in der Allgemeinbevölkerung. Andere erlebten viele Frauen im Vergleich zur Allgemeinbevölkerung unbesorgter hinsichtlich der Schwangerschaft. Bei wichtigen Informationen, z.B. bezüglich der Geburt, warten die Gynäkologinnen teilweise nicht auf Fragestellungen der Frauen.

„(…) ich erzähl das gleich weil ich gar nicht warten will bis die fragt weil oft fragen die nicht und dann sag ich's ihnen einfach (…) damit sie es einfach mal gehört haben (…)" (Gyn2_11-24)

Neben den kulturellen Verständnissen seien sozialpolitische Umstände Grund für die Sorglosigkeit. Ebenso wird berichtet, dass muslimische Frauen durchaus Informationen hinsichtlich des religiösen Fastens (Ramadan) beziehen, um Informationen über dessen

Wirkung auf das Kind zu erhalten. Im Entgegennehmen von Nachsorgeterminen wird bei vier Gynäkologinnen ein Unterschied im Vergleich zur Allgemeinbevölkerung festgestellt. Demnach kommen jene Frauen seltener zur postnatalen Nachbetreuung.

„(…) viele kommen dann eben auch zur sechswöchigen also nach der Geburt gar nicht mehr und wir wissen es dann immerhin weil wir ein Fax kriegen (…) ansonsten kommen die dann eben erst wieder wenn sie entweder wieder schwanger sind (…)" (Gyn2_6-26)

Motivation: Die Eigeninitiative, gesundheitsbezogene Informationen zu beziehen scheint eine Typ- oder Persönlichkeitsfrage zu sein. Asylbewerberinnen sind grundsätzlich unzuverlässiger im Zeitmanagement und der Termineinhaltung. Die meisten Frauen beanspruchten Untersuchungen bei subjektiv empfundener Notwendigkeit oder Problemen, nicht aber aus präventiver Absicht.

„(…) ich glaub schon dass die dann untersucht werden wollen dass die einen Arzttermin wollen (…) wenn es nötig ist (…)" (Gyn2_7-36)

Frauen, die regelmäßig zu Vorsorgeuntersuchungen erschienen, kamen mit der Motivation zu erfahren, wie es um die Gesundheit des Kindes steht. Es wird angenommen, dass Informationen hinsichtlich der Nachsorge, vor allem kulturbedingt, von Familienangehörigen bezogen wird.

Vorwissen: Aufgrund der schlechten medizinischen Versorgung und geringen Bereitstellung relevanter Informationen in den verschiedenen Heimatländern im Vergleich zu Deutschland, wird ein begrenztes Vorwissen vieler Frauen erlebt. Dies behindert, im Zusammenhang mit Sprachbarrieren, den Informationsaustausch und die Beratung. Ein durch die Kultur der Heimat geprägtes Vorwissen resultiert in einem erhöhten Risiko für Schwangere, z.B. aufgrund der veränderten Symptombeschreibung. Es wird berichtet dass Frauen, bestimmte Symptome nicht ernst genommen haben, weil sie um deren mögliche Konsequenz nicht Bescheid wussten.

„(…) die haben dann einen Haufen Fragen gehabt weil sei das einfach alles gar nicht aus ihrer Heimat kannten (…)" (Gyn4_3-24)

„(…) ich denke dass in Deutschland die Frauen oder viele Frauen mehr Möglichkeiten haben an Wissen zu kommen. Und das ist da eben nicht der Fall gewesen und deshalb wissen es viele auch nicht kann man denen ja gar nicht vorwerfen." (Gyn2_16-6)

Die Deutlichkeit des mangelnden Wissens zeigt Gyn1 auf, die eine Erfahrung in diesem Zusammenhang mit einer Schwangeren machte, der sie relevante Informationen nicht mitteilen konnte und keine Zuwendung gefunden hatte aufgrund nicht hinterlegter Telefonnummer. In Folge erlebte jene Frau eine Totgeburt. Es herrscht begrenztes Wissen über gewisse Vorsorgeuntersuchungen, wie z.b. die Pränataldiagnostik (Früherkennung von fetalen Krankheiten). Alle Gynäkologinnen befürworteten Informationsveranstaltungen, um diese Mängel zu kompensieren und die Gesundheit von Mutter und Kind zu fördern.

Bildungsstand: Die Verteilung des Bildungsgrades im Patientenkollektiv ist vergleichbar mit dem der Allgemeinbevölkerung. Alle Gynäkologinnen berichten von der Betreuung von sowohl Akademikerinnen, wie auch Analphabetinnen. Konkrete Aussagen zu Analphabetinnen konnten nicht getroffen werden, da diese häufig aufgrund der Sprachschwierigkeiten in Begleitung eines Übersetzers in die Behandlung kamen. Oft war der Bildungsgrad aufgrund der Sprachbarrieren nicht zu erheben. Vorwissen hatten die gebildeten Frauen, während andere wenig bis keine Fragen stellen.

„Die Ungebildeten wissen oft ja gar nicht wonach sie fragen sollen (…) eben grad die Ärztinnen die haben dann einen Haufen Fragen gehabt (…)" (Gyn4_22-24)

Es wird angenommen, dass Persönlichkeitsmerkmale und weniger der Bildungsstand oder Kultur die Eigeninitiative der Frauen beeinflusst, Deutsch zu lernen und selbstständig zu den Untersuchungen zu kommen. Analphabetinnen könnten es allerdings schwieriger haben, sich im Gesundheitssystem zurechtzufinden und relevante Informationen zu beziehen. Auffällig waren Äußerungen der Gynäkologinnen über Frauen, bei denen trotz hoher Bildung kulturelle Aspekte hinsichtlich der Männerdominanz eine weitaus wichtigere Rolle spielten. Dies sei vor allem bei Frauen mit muslimischen Hintergründen zu beobachten.

„(…) die spricht ja fließend Englisch besser als ich (…) und die war auch Akademikerin (…) wir mussten auf den Mann warten." (Gyn2_5-38, 6-1)

3.2 Systemische Herausforderungen:

Kulturelles Verständnis: Die Herausforderung des kulturellen Verständnisses wird von allen Gynäkologinnen beschrieben. Die Versorgung sei eingeschränkt, aufgrund des Verständnisses von Gesundheit, Krankheit und/ oder Gesundheitsversorgung, was aufgrund von Erklärungen zusätzlich zeitliche Ressourcen beanspruche. Unterschiede in kulturellen Werten und Normen wie Geschlechterrollen, Entscheidungsfindung und soziale Tabuisierungen werden als Herausforderungen beschrieben.

„(…) gerade die muslimischen Frauen die ja auch noch so absolut verklemmt erzogen werden das ist ja alles tabu da unten (…)" (Gyn2_6-21)

Es wird berichtet, dass vor allem muslimische Frauen unregelmäßig zur Vorsorge kommen, aufgrund der nicht erwünschten, vaginalen Untersuchung. Familienkonstellationen und Männerdominanz würden vor allem bei syrischen und irakischen Asylbewerberinnen stark dominieren. Die Männerdominanz äußere sich z.B. in der Verhütungsfrage oder hygienischen Richtlinien nach Entbindung, die vom Mann häufig nicht toleriert werden sodass Frauen erneut schwanger zur Vorsorge erscheinen. Ebenso wird von hohen Erwartungen an die Versorgung berichtet, seitens der Afrikanerinnen, die häufig ohne medizinische Indikation mehr Ultraschalluntersuchungen beanspruchen, als gesetzlich festgelegt sind. Dass die Schwangerschaft im Vergleich zu Deutschland keinen besonders hohen Stellenwert einräumt, habe mit dem kulturellen Verständnis vieler Frauen zu tun. Es wird von Afrikanerinnen berichtet, die sich grundsätzlich vaginalen Untersuchungen nicht entgegenstellen.

Kommunikation: Alle Gynäkologinnen berichten von Sprachbarrieren, welche in Herausforderungen resultieren, Anamnesen zu erstellen oder sicherzugehen, dass die Patientinnen die Behandlungsverfahren verstanden haben.

„(…) der hatten wir dringendst angeraten aber es war kein Dolmetscher dabei, in die Klinik zu gehen um nochmal eine Kontrolle zu machen und die ist dann eben nicht hingegangen sondert erst viel später hingegangen und da ist letztendlich nach allem das Kind dann auch verstorben." (Gyn1_6-28)

Sprachprobleme begünstigen die Abhängigkeit vieler Frauen einen Laienübersetzer in die Untersuchung miteinzubeziehen. Mit Laiendolmetscher wird häufig eine Informationsproblematik begründet, nämlich der Unwissenheit seitens der Gynäkologinnen über die Vollständigkeit und Richtigkeit der Übersetzungen.

„(…) und manchmal merkt mans an den Reaktionen dass jetzt nicht das übersetzt worden ist (…)" (Gyn4_6-19)

Bei fehlenden Übersetzern helfe man sich mit anderen Hilfsmitteln, wie Bildern oder Google Übersetzer. Die Beanspruchung zeitlicher Ressourcen ist hierbei sehr unterschiedlich, es kann jedoch häufiger zu Verschiebungen in der Sprechstundenorganisation führen. Dennoch werden Laienübersetzer grundsätzlich als Unterstützung für die Frauen wahrgenommen. Die Unterstützung durch eine professionelle Dolmetscherin wird von allen Gynäkologinnen befürwortet.

Sozioökonomische Faktoren: Bezüglich der systemischen Bedingungen werden Risiken für die maternale und neonatale Gesundheit hinsichtlich mangelnder Hygiene und schlechter Ernährung beschrieben, denen die Frauen in den Aufnahmeheimen ausgesetzt sind. Als positiv wird die systematische und direkte Einbindung in die medizinische Versorgung genannt. Die häufige Verlegung der Frauen hindere die regelmäßige Untersuchung und Versorgung durch Gynäkologinnen. Eine gesetzliche Einschränkung im AsylbLG wird ebenso beschrieben, dass jene Frauen präventive Maßnahmen, z.B. Eisenpräparate bei leichter Anämie nicht erstattet bekommen.

„(…) ein Manko bei der Versorgung weil ein Eisenmangel macht müde macht schlapp ist nicht ideal als Voraussetzung für eine Geburt (…)" (Gyn4_4-22)

Aufgrund eingeschränkter finanzieller Ressourcen seitens der Frauen ist ihre Versorgung hier eingeschränkt. Der hohe bürokratische Aufwand, den die Frauen überwinden müssen, um einen Behandlungsschein zu erhalten, resultiert oft in einer verspäteten oder nicht erfolgten Wahrnehmung der Termine. Grundsätzlich nehmen die Frauen die Versorgung dennoch wollend entgegen und kommen in vierwöchigen Abständen und außerhalb dieses Turnus bei Beschwerden. Nur wenige Schwangere nehmen die vereinbarten Termine selten entgegen. Hier werden keine Unterschiede zur Allgemeinbevölkerung erkannt.

3.3 Gesundheit, Prävention, Gesundheitsförderung

Nimmt man die durch Sorensens beschriebenen vier Dimensionen hinsichtlich der eigenen *Gesundheit*, so ist deutlich, dass die Frauen durchaus über Motivation verfügen, gesundheitsrelevante Informationen bezüglich des Kindes zu erhalten. Die Untersuchung zur Pränataldiagnostik, die in der 12. Bis 14. Schwangerschaftswoche erfolgen muss [26], wird nicht wahrgenommen aufgrund der Unwissenheit dessen und der allgemein späten Wahrnehmung der ersten Vorsorgeuntersuchung.

Nimmt man die Verhütungsfrage in die *Präventionsebene*, so wird berichtet, dass dies vor allem bei Frauen muslimischen Hintergrundes unterrepräsentiert ist. In der präventiven Vorsorge, wie z.b. Krebsabstriche, sind sich nicht alle Gynäkologinnen sicher, in wie weit die finanzielle Übernahme geregelt ist. Die Gynäkologinnen gehen davon aus, bei katastrophalen Hygieneumständen in den Sammelunterkünften von den Frauen informiert zu werden. Ein mangelndes Präventionsverhalten wird unter den meisten schutzsuchenden Frauen beschrieben, aufgrund mangelnden Vorwissens, z.b. in Bezug auf die Einnahme von Folsäurepräparaten.

Innerhalb der *Gesundheitsförderung* wird über eine Einschränkung für asylsuchende Frauen berichtet, welche aufgrund der gesetzlichen Regelung des AsylbLG besteht. Demnach ist die finanzielle Übernahme von Vitaminpräparaten oder Eisen nicht gestattet.

3.4 Ethische Aspekte

Ethische Aspekte werden von den meisten Gynäkologinnen angesprochen. So sei die einerseits massenhafte Unterbringung in Sammelunterkünften, andererseits die ethnische Diversität auf engstem Raum nicht nur gesundheitlich schädigend, sondern auch eine große, mentale Belastung für viele Frauen. Dies erhöht insgesamt das Risiko der Frauen hinsichtlich maternalen und neonatalen Gesundheit.

3.5 Schlussfolgerung

Betrachtet man die Gynäkologinnen in ihren Einschätzungen bezüglich der HL von Schwangeren und Wöchnerinnen im Asylverfahren, so lassen sich hier Unterschiede als auch Gemeinsamkeiten erkennen. Mit den persönlichen Erfahrungen der Gynäkologinnen kann die individuelle Sichtweise auf die HL und ihre Barrieren für die Frauen dargestellt werden.

Alle Gynäkologinnen berichten von einer Heterogenität der asylsuchenden Frauen. Aus diesem Grund konnten keine eindeutigen Angaben zu gesundheitsbezogenen Verhaltensweisen getroffen werden. Insgesamt wird vor allem von Herausforderungen für die

Gesundheitskompetenz, deren Ursachen mit der kulturellen und sprachlichen Diversität zusammenhängen, berichtet. Alle Gynäkologinnen erleben Frauen aus afrikanischen Ländern in Sprache und Kultur weniger stark eingeschränkt, wo hingegen Frauen mit muslimischem Hintergrund aufgrund ihrer Erziehung, ihrer Sozialisation und weiterer diverser Faktoren häufig in ihrer Eigenständigkeit und Autonomie stark eingeschränkt sind. Die gesetzlich geregelte Verfügbarkeit der Mutterschaftsvorsorge wird als positiv angesehen. Problematisch seien die oft beschriebenen, problematischen Verhältnisse in den Sammelunterkünften hinsichtlich Hygiene und ethnischer Diversität auf engstem Raum. Die Einschränkungen in Prävention und Gesundheitsförderung durch eingeschränkte Finanzierung durch den Staat, wird als Versorgungsproblem beschrieben. Bezüglich der Gesundheit hätten die Frauen durchaus die Motivation und Kompetenz sicherzugehen, ob es dem Kind gesundheitlich gutgehe. Insgesamt wird das gesundheitsbezogene Verhalten durch das (Vor)wissen, durch andere geburtshilflichen Erfahrungen und der Erziehung im Heimatland erheblich beeinflusst. Die HL im umfassenden Sinne wird durch verschiedene Faktoren als eingeschränkt beschrieben.

Bezogen auf Zugang zu und Regelmäßigkeit der Versorgung wird kein Verbesserungsbedarf gesehen, da die systematische Einbindung gut organisiert ist. Die häufige Verlegung der Frauen wird als Nachteil für die geburtshilfliche Versorgung gesehen. Sie erschwert den Aufbau einer vertrauensvollen Beziehung zu den Fachärztinnen, begünstigt dagegen die ohnehin schon als problematisch betrachteten, mentalen Zustände der Frauen. Das Schreiben von CTGs und Blutentnahmen durch Hebammen in den Flüchtlingsunterkünften wird teilweise als hilfreich, teilweise als hinderlich beschrieben. Grund sei die mangelnde interprofessionelle Zusammenarbeit und unklare Aufgabenverteilung, wie z.B. die Bestimmung der Schwangerschaftswoche. Vier von fünf Gynäkologinnen haben nicht zu allen Frauen Kontaktdaten und können sich somit bei relevanten Informationen oder Fragen an niemanden wenden. Alle Ärztinnen sprechen für Informationsveranstaltungen in den Heimen, um mangelndes Wissen, wie Verhütung und präventives Verhalten und in der Schwangerschaft zu thematisieren.

4. DISKUSSION

Die qualitative Inhaltsanalyse untersuchte allgemeine Erfahrungen der medizinischen Behandlungen der Schwangeren und Wöchnerinnen im Asylverfahren seitens der Gynäkologinnen. Unter Berücksichtigung der Heterogenität der asylsuchenden Schwangeren und Wöchnerinnen wird das Verhalten zur eigenen Gesundheit je nach Herkunft unterschiedlich erlebt. Der Informationsaustausch wird durch Sprachschwierigkeiten und kultureller Verständnisse limitiert. Themen, wie Prävention oder Gesundheitsförderung sind deutlich unterrepräsentiert. Als Grund hierfür wird vor allem die mindere Bereitstellung gesundheitsbezogener Informationen in den Heimatländern genannt.

Kommunikationsprobleme sind ein wichtiger Faktor, die die Gesundheit jener Population beeinflussen [21, 22]. Diese im Gesundheitssystem schränken die Autonomie und Entscheidungsfindung eines Individuums erheblich ein. Das Problem des aktiven Informationsaustausches wird von allen Gynäkologinnen beschrieben. Wichtige Informationen, die beispielsweise der Aufklärung bestimmter Sachverhalte dienen, können nicht vermittelt werden. Ein Informationsproblem resultiert in einer problematischen Versorgungssituation. Die Befürwortung von Fachdolmetscherinnen zieht eine Parallele zur kulturellen Erziehung dieser Population hinsichtlich der Sexualisierung.

Kulturelle Differenzen werden neben sprachlichen Barrieren ebenso als wichtiger Faktor in den Behandlungen beschrieben. Die vor allem unter muslimischen Frauen präsente Männerdominanz, die dem Bildungsgrad in Sachen Entscheidungsfindung und Autonomie vorausgeht, muss im Falle einer Maßnahmenplanung berücksichtigt werden. Dies resultiert in einer Hemmung der Autonomie, Entscheidungsfindung und Selbstständigkeit der Frauen. Die aus Sorensens Modell beschriebene Bevollmächtigung *(empowerment)* des Einzelnen stößt hier dementsprechend auf Barrieren. Die Tatsache des mangelnden medizinischen Vorwissens wird grundsätzlich der systemischen Informationsbereitstellung, Erziehung und Aufklärung der Heimatländer zugeschrieben.

In der in Süd-Korea durchgeführten, qualitativen Studie mit sechs schutzsuchenden Frauen aus afrikanischen Ländern, wurde eine kulturbedingte veränderte Symptomdarstellung deutlich [22]. Es wurde das Schmerzempfinden genannt, welches bedingt durch kulturelle Normen nicht zum Ausdruck kommen „darf", wodurch für die Schwangere ein echtes Problem entstehen kann. So kann ein vaginaler Druck und/ oder leichter Schmerz im Unterleib auf einen vorzeitigen Wehenbeginn hindeuten. Gynäkologen und Gynäkologinnen, die einen direkten Zugang zu dieser Population haben, sollten über jeweilige Kultur und deren religiöse und ethnische Aspekte informiert sein, um jener Subgruppe der Allgemeinbevölkerung bestmöglich in der Versorgung entgegenzukommen.

Sozioökonomische Bedingungen werden von allen Gynäkologinnen beschrieben. Häufige Verlegungen der Frauen in andere Heimeinrichtungen würden die Behandlung erschweren. Jene Frauen seien oft problematischen, hygienischen Umständen und schlechter Ernährung in den Heimen ausgesetzt, die gesundheitliche Gefahren für Mutter und Kind mit sich bringen können. Solche Umstände machen die Wichtigkeit des Informationsaustausches und -bereitstellung deutlich. Insgesamt sei die Versorgung seitens des Staates mittlerweile gut geregelt. Die Gynäkologinnen müssen keinen relevanten Unterschied zur Allgemeinbevölkerung in der Mutterschaftsvorsorge machen.

Die WHO definierte 1948 Gesundheit als einen „Zustand des vollständigen Wohlergehens und nicht nur das Fehlen von Krankheit". Das vollständige Wohlergehen ist hier auf das körperliche, geistige und soziale Wohlergehen bezogen. Alle fünf Gynäkologinnen thematisierten vor allem bio-medizinische, gesundheitsbezogene Aspekte der Frauen, was eine Entpersonalisierung bedeutet. Das soziale und geistige Wohlbefinden war weniger Schwerpunkt der Äußerungen, was die Vermutung einer Vernachlässigung des allgemeinen Wohlergehens nach WHO Definition nahelegt. Das geistige Wohlbefinden darf nicht vernachlässigt werden, da jene Frauen Stressoren ausgesetzt sind, die sich negativ auf die mentale Gesundheit auswirken und in eine postnatale Depression münden können, welche sich negativ auf die kindliche Gesundheit und Entwicklung auswirkt.

Sorensens HL-Modell war thematische Grundlage für die Benennung der Haupt- und Subkategorien für die qualitative Inhaltsanalyse. In seinem Modell beschreibt Sorensen über Fähig- und Fertigkeiten, die eine Gesellschaft ebenso anstreben sollte [5]: die kulturelle (Realisierung und Gebrauch machen von kultureller Diversität, Weltanschauungen, etc.) und zivile Literacy (Bürger fähig zu machen, sich aktiv an Dialogen und Entscheidungsfindungen zu beteiligen). Nicht nur Gesundheitsempfänger, sondern genauso Gesundheitsversorger müssen vor allem in Deutschland, wo die ethnische Diversität zunimmt, geschult werden, um allen Migranten trotz Herausforderungen in der Informationsbeschaffung, eine bestmögliche Versorgung zu gewährleisten.

Längst ist der Zusammenhang einer problematischen maternalen HL mit dem Risiko schlechter neonatalen Outcomes bekannt [1, 4]. Europäische Vorreiter der gesundheitsbezogenen Forschung mit Asylsuchenden, sind die skandinavischen Länder [30] und Großbritannien [18]. In der Literatur wird oftmals der Begriff „migrants" verwendet, unter Berücksichtigung, dass Asylsuchende und Flüchtlinge Subgruppen innerhalb dieser Population sind [31]. Eine direkte Forschung zur HL von Asylsuchenden erfolgte bereits in Schweden (2015 publiziert) durch Wangdahl und Kollegen [30]. Es wurde untersucht, ob das HL-Niveau (HL-Modell nach Sorensen, 2012) mit den Erfahrungen hinsichtlich der Kommunikation der medizinischen Behandlungen assoziiert ist. Daten wurden mithilfe eines Fragebogens aufgenommen, welche sich auf Gesundheit, HL und Erfahrungen bezüglich medizinischer Behandlungen fokussierten. Erwartet wurde ein Zusammenhang eines problematischen HL-Niveaus mit erheblichen Kommunikationsschwierigkeiten und der Erfahrung des geringen Nutzens medizinischer Behandlungen. Die umfassende HL zeigte eine Assoziation mit der Kommunikationsqualität und dem erfahrenen Nutzen medizinischer Behandlungen. Menschen mit einer problematischen HL zeigten die Erfahrung einer schlechten Qualität der Kommunikation mit den Gesundheitsversorgern und der Erfahrung, gesundheitsbezogene und relevante Informationen zu erhalten [30].

HL ist ein junger Forschungsbereich in Europa. Wenig ist von der HL der Asylsuchenden bekannt. Die HL von Schwangeren und Wöchnerinnen ist dementsprechend deutlich unterrepräsentiert, trotz hoher Vulnerabilität. Es besteht eine große Wichtigkeit, Schwangere und Wöchnerinnen im Asylverfahren aktiv in die dichte Versorgung aufzunehmen und über gesundheitsbezogene Risiken und Komplikationen aufzuklären. Grundlegendes, gesundheitsrelevantes Wissen kann nicht erwartet werden [32]. Mit den Berliner Perinataldaten bezüglich Migrantinnen in der Geburtshilfe ist ein erster Schritt zur empirischen Erhebung hinsichtlich der Wahrnehmung von Vor- und Nachsorge und seinen Barrieren getan.

Studien untersuchten Herausforderungen, denen Schutzsuchende im Gesundheitswesen begegnen [21, 23], welche wesentlich den Ergebnissen der hier aufgezeigten qualitativen Inhaltsanalyse entsprechen. Das Verstehen der Komplexität von Kultur und Sozialisation dieser Population ist entscheidend, um Gesundheitsversorger entsprechend zu schulen [23]. In der Aussage der finnischen Studie, dass Migrantinnen erster Generation vermehrt Vorsorge und kaum Nachsorge nutzen [1], kann mit den Aussagen der Gynäkologinnen eine Parallele zu Asylsuchenden gezogen werden. Ebenso aus den Berliner Perinataldaten ersichtlich, stellen einerseits die Tatsache der späten Aufsuche der ersten Vorsorgeuntersuchung, andererseits die verminderte Inanspruchnahme von Nachsorgeuntersuchungen [15] Gemeinsamkeiten mit den Ergebnissen der Interviews dar.

Die subjektive Sicht seitens der Gesundheitsempfänger ist in der qualitativen Forschung noch unterrepräsentiert. In der qualitativ, durchgeführten, südkoreanischen Studie [22] wurden ebenso Barrieren, wie Sprache, Kultur und sozioökonomischer Status thematisiert, die sich in den Einschätzungen der fünf Gynäkologinnen wiederfinden. Wie Asylsuchende den Zugang zur medizinischen Versorgung in der Bundesrepublik Deutschland erleben, wurde mit Hilfe qualitativer Forschung von Spura und Kollegen untersucht [33]. Der Zugang über die Sozialbehörde wurde größtenteils als hürdenreich erlebt. Der Abbau der „Krankenscheinbürokratie" kann den Zugang und die Inanspruchnahme medizinischer Leistungen erheblich erleichtern. Allen Schwangeren und Wöchnerinnen sollte ein möglichst schneller und unkomplizierter Zugang zur Versorgung geebnet werden.

Ein wichtiger Bestandteil der Public Health Forschung ist die Reduktion von sozialen Ungleichheiten in Gesundheit und der Gesundheitsversorgung [7]. Ungleichheiten existieren, wenn bestimmte Gruppen innerhalb einer Population eine vermindert, qualitative Gesundheitsversorgung erhalten, was in schlechteren, gesundheitlichen Outcomes resultiert. Ressourcen, wie Fachdolmetscherinnen müssen eingesetzt werden, mit dem Ziel, die Qualität der Versorgung zu verbessern. Die WHO führte bereits eine Kommission ein, die beeinflussende, soziale Determinanten untersuchen, um die Qualität der Versorgung populationsbezogen stetig zu verbessern [34].

Auf Grundlage der Ergebnisse der analysierten fünf Interviews kann gesagt werden, dass sich das Ziel von Public Health, nämlich einer sozialen Ungleichheit entgegenzuwirken, aktuell für Schwangere und Wöchnerinnen im Asylverfahren, nicht erfüllt.

5. Limitationen

Innerhalb der qualitativen Inhaltsanalyse wurde die HL der asylsuchenden Schwangeren und Wöchnerinnen nicht gemessen, sondern die Einschätzungen seitens der Gynäkologinnen wiedergegeben. Ebenso kann keine generalisierende Schlussfolgerung aufgrund der geringen Studienteilnehmer getroffen werden.

6. Ausblick

Die Erkenntnis der kulturellen Unterschiede und Heterogenität der Gruppe berücksichtigend, müssen Edukationsmaßnahmen für Gesundheitsempfänger und -versorger geplant, durchgeführt und regelmäßig evaluiert werden. Kulturelle Barrieren und eine Stärkung in die Autonomie der Frauen können insbesondere durch aktive Einbeziehung der Männer in Aufklärungsmaßnahmen abgebaut werden. Prävention und Versorgung während und nach der Schwangerschaft müssen der kulturellen und sprachlichen Diversität angepasst werden und jenen Frauen Zugang und Angebot der Informationsbeschaffung bieten. Der Bedarf weiterer Forschung der HL Schwangerer und Wöchnerinnen wird für sinnvoll erachtet, um Bedarfe zu erkennen und soziale Ungleichheiten in der Versorgung abzubauen.

7. Literaturverzeichnis

1. Malin M, Gissler M. Maternal care and birth outcomes among ethnic minority women in Finland. BMC Public Health 2009; 9(1):84. Available from: URL: https://bmcpublichealth.biomedcentral.com/track/pdf/10.1186/1471-2458-9-84?site=bmcpublichealth.biomedcentral.com.

2. Die Beauftragte der Bundesregierung für Migration, Flüchtlinge und Integration. 10. Bericht der Beauftragten der Bundesregierung für Migration, Flüchtlinge und Integration über die Lage der Ausländerinnen und Ausländer in Deutschland: Oktober 2014.

3. Lori JR, Ofosu-Darkwah H, Boyd CJ, Banerjee T, Adanu RMK. Improving health literacy through group antenatal care: A prospective cohort study. BMC Pregnancy and Childbirth 2017; 17(1):228. Available from: URL: https://bmcpregnancychildbirth.biomedcentral.com/track/pdf/10.1186/s12884-017-1414-5?site=bmcpregnancychildbirth.biomedcentral.com.

4. Azugbene E. Maternal Health Literacy and Child Health Outcomes: A Review of the Literature. Available from: URL: http://www.annalsofglobalhealth.org/article/S2214-9996(17)30270-9/pdf.

5. Sørensen K, van den Broucke S, Fullam J, Doyle G, Pelikan J, Slonska Z et al. Health literacy and public health: A systematic review and integration of definitions and models. BMC Public Health 2012; 12(1):80. Available from: URL: https://bmcpublichealth.biomedcentral.com/track/pdf/10.1186/1471-2458-12-80?site=bmcpublichealth.biomedcentral.com.

6. Robert Koch Institut. Allgemeines: zu Gesundheitskompetenz (Health Literacy) 2015 Sep 1.

7. Freedman DA, Bess KD, Tucker HA, Boyd DL, Tuchman AM, Wallston KA. Public health literacy defined. Am J Prev Med 2009; 36(5):446–51.

8. Sørensen K, Pelikan JM, Röthlin F, Ganahl K, Slonska Z, Doyle G et al. Health literacy in Europe: Comparative results of the European health literacy survey (HLS-EU). Eur J Public Health 2015; 25(6):1053–8. Available from: URL: https://academic.oup.com/eurpub/article-pdf/25/6/1053/7471344/ckv043.pdf.

9. Doris Schaeffer, Dominique Vogt, Eva-Maria Berens, Klaus Hurrelmann. Gesundheitskompetenz der Bevölkerung in Deutschland [Ergebnisbericht] 2016. Available

from: URL: http://www.uni-bielefeld.de/gesundhw/ag6/downloads/Ergebnisbericht_HLS-GER.pdf.

10. Statistisches Bundesamt. Bevölkerung mit Migrationshintergrund um 8,5 % gestiegen 2017 Aug 1. Available from: URL: https://www.destatis.de/DE/PresseService/Presse/Pressemitteilungen/2017/08/PD17_261_12511.html.

11. Bundesamt für Migration und Flüchtlinge. Migrationsbericht 2015: Zentrale Ergebnisse Dezember 2016.

12. Urquia ML, Glazier RH, Blondel B, Zeitlin J, Gissler M, Macfarlane A et al. International migration and adverse birth outcomes: Role of ethnicity, region of origin and destination. J Epidemiol Community Health 2010; 64(3):243–51.

13. Aveyard P, Cheng KK, Manaseki S, Gardosi J. The risk of preterm delivery in women from different ethnic groups. BJOG: An International Journal of Obstetrics & Gynaecology 2002; 109(8):894–9. Available from: URL: http://onlinelibrary.wiley.com/doi/10.1111/j.1471-0528.2002.01197.x/full.

14. VANGEN S, STOLTENBERG C, SKRONDAL A, MAGNUS PER, STRAY-PEDERSEN B. Cesarean section among immigrants in Norway. Acta Obstetricia et Gynecologica Scandinavica 2000; 79(7):553–8. Available from: URL: http://onlinelibrary.wiley.com/doi/10.1034/j.1600-0412.2000.079007553.x/pdf.

15. Brenne S, Breckenkamp J, Razum O, David M, Borde T. Wie können Migrantinnen erreicht werden? Forschungsprozesse und erste Ergebnisse der Berliner Perinatalstudie 2012. Available from: URL: http://akvam.akdeniz.edu.tr/kitap/4.pdf#page=183.

16. Bundesministerium für Familie, Senioren, Frauen und Jugend. 13. Kinder- und Jugendbericht: Bericht über die Lebenssituation junger Menschen und Leistungen der Kinder- und Jugendhilfe in Deutschland. Available from: URL: https://www.bmfsfj.de/blob/93144/f5f2144cfc504efbc6574af8a1f30455/13-kinder-jugendbericht-data.pdf.

17. Robert Koch Institut. Faktenblatt zu KiGGS Welle 1: Studie zur Gesundheit von Kindern und Jugendlichen in Deutschland - Erste Folgebefragung 2009-2012: Rauchen in der Schwangerschaft. Available from: URL: https://www.rki.de/DE/Content/Gesundheitsmonitoring/Gesundheitsberichterstattung/G

BEDown-loadsF/KiGGS_W1/kiggs1_fakten_rauchen_schwangerschaft.pdf?__blob=publicationFile.

18. Kilfoyle KA, Vitko M, O'Conor R, Bailey SC. Health Literacy and Women's Reproductive Health: A Systematic Review. J Womens Health (Larchmt) 2016; 25(12):1237–55.

19. Lee JY. Maternal health literacy among low-income mothers with infants; 2016.

20. Naigaga MDAS, Guttersrud O, Pettersen KS. Measuring maternal health literacy in adolescents attending antenatal care in a developing country - the impact of selected demographic characteristics. J Clin Nurs 2015; 24(17-18):2402–9.

21. Robertshaw L, Dhesi S, Jones LL. Challenges and facilitators for health professionals providing primary healthcare for refugees and asylum seekers in high-income countries: A systematic review and thematic synthesis of qualitative research. BMJ Open 2017; 7(8):e015981. Available from: URL: http://bmjopen.bmj.com/content/bmjopen/7/8/e015981.full.pdf.

22. Kim MS, Song IG, An AR, Kim KH, Sohn JH, Yang SW. Healthcare access challenges facing six African refugee mothers in South Korea: A qualitative multiple-case study. Korean Journal of Pediatrics 2017; 60(5):138–44. Available from: URL: http://synapse.koreamed.org/Synapse/Data/PDFData/0052KJP/kjp-60-138.pdf.

23. Manusco L. Overcoming Health Literacy Barriers: A Model for Action. Journal of Cultural Diversity 2011; (18(2)):228.

24. Migrantinnen in der Geburtshilfe - psychosomatische Aspekte im Zusammenhang mit dem Akkulturationsprozess. Psychother Psych Med 2008; 58(03/04):183–8. Available from: URL: http://www.thieme-connect.com/products/ejournals/pdf/10.1055/s-2008-1067359.pdf.

25. Gemeinsame Bundesausschuss. Richtlinien über die ärztliche Betreuung während der Schwangerschaft und nach der Entbindung: Mutterschafts-Richtlinien; 2011. Available from: URL: https://www.g-ba.de/downloads/62-492-1223/Mu-RL_2016-04-21_iK-2016-07-20.pdf.

26. Richtlinien des Gemeinsamen Bundesausschusses über die ärztliche Betreuung während der Schwangerschaft und nach der Entbindung ("Mutterschaftsrichtlinien") 2016.

Available from: URL: https://www.g-ba.de/downloads/62-492-1223/Mu-RL_2016-04-21_iK-2016-07-20.pdf.

27. Georg Classen. Leitfaden zum Asylbewerberleistungsgesetz 2016. Available from: URL: http://www.fluechtlingsinfo-berlin.de/fr/asylblg/Leitfaden_AsylbLG.pdf.

28. Staatsministerium für Soziales und Verbraucherschutz. Interpretationshilfe nach Asylberwerberleistungsgesetz (AsylbLG): des Sächsischen Staatsministeriums für Soziales und Verbraucherschutz und der Landesdirektion Sachsen zur Gesundheitsversorgung 2015. Available from: URL: https://www.asylinfo.sachsen.de/download/asyl/AsylbLG_Gesundheitsversorgung_Interpretationshilfe.pdf.

29. Kuckartz U. Qualitative Text Analysis: A Guide to Methods, Practice and Using Software: SAGE Publications; 2014. Available from: URL: https://books.google.de/books?id=9B2VAgAAQBAJ.

30. Wångdahl J, Lytsy P, Mårtensson L, Westerling R. Health literacy and refugees' experiences of the health examination for asylum seekers – a Swedish cross-sectional study. BMC Public Health 2015; 15(1):1162. Available from: URL: https://bmcpublichealth.biomedcentral.com/track/pdf/10.1186/s12889-015-2513-8?site=bmcpublichealth.biomedcentral.com.

31. Bradby H, Humphris R, Newall D, Philimore J. Public health aspects of migrant health: a review of the evidence on health status for refugees and asylum seekers in the European Region: Health Evidence Netword synthesis Report 44. Available from: URL: http://www.diva-portal.org/smash/get/diva2:883004/FULLTEXT01.pdf.

32. Riggs E, Yelland J, Duell-Piening P, Brown SJ. Improving health literacy in refugee populations. The Medical Journal of Australia 2016; 204(1):9–10.

33. Spura A, Kleinke M, Robra B-P, Ladebeck N. Wie erleben Asylsuchende den Zugang zu medizinischer Versorgung? Bundesgesundheitsblatt - Gesundheitsforschung - Gesundheitsschutz 2017; 60(4):462–70.

34. World Health Organization. Closing the gap in a generation: Health equity through action on the cocial determinants of health 2008. Available from: URL: http://apps.who.int/iris/bitstream/10665/69832/1/WHO_IER_CSDH_08.1_eng.pdf.

BEI GRIN MACHT SICH IHR WISSEN BEZAHLT

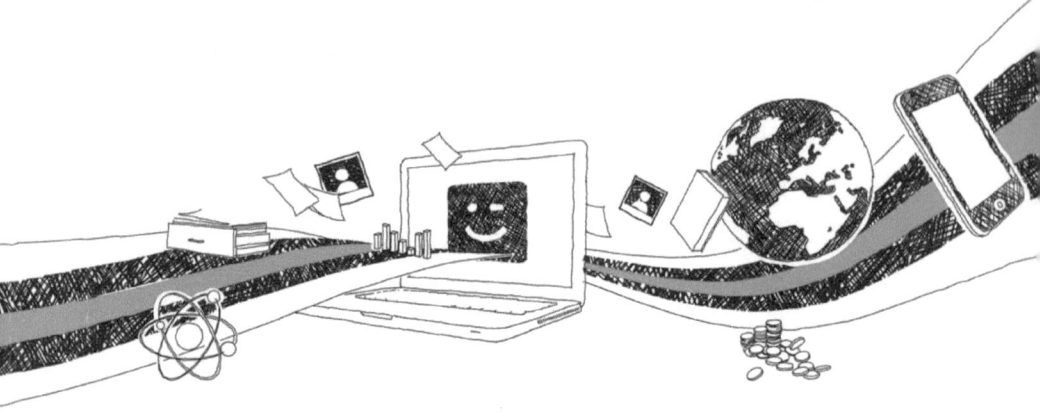

- Wir veröffentlichen Ihre Hausarbeit, Bachelor- und Masterarbeit

- Ihr eigenes eBook und Buch - weltweit in allen wichtigen Shops

- Verdienen Sie an jedem Verkauf

Jetzt bei www.GRIN.com hochladen und kostenlos publizieren

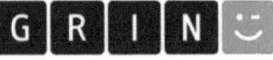